AF233836

AUX MÉDECINS-PROGRESSISTES

QUI VEULENT MÉRITER RÉELLEMENT LEUR TITRE DE DOCTEUR,

[...] allopathes ou d'homéopathes sans le savoir, etc., etc.

[...]

SUR QUELQUES LOIS PREMIÈRES

DE LA PHYSIQUE ET DE LA CHIMIE

(PHYSIOLOGIE),

[...]

Préambule

C'est surtout dans notre siècle d'invasion de plagiaires de toute espèce, qu'il faut se résigner d'avance, comme Kœpler, à n'être pas lu, et encore moins médité; à attendre bien longtemps qu'on vous rende justice, ne fût-ce que pour jeter votre livre au feu!

Aussi, ne prend-on la plume qu'avec une poignante apathie! et les sciences, la médecine surtout, restent dans un *statu quo* barbare, qui est la cause première de tous les sarcasmes que Molière, Boileau et autres ont déversés sur elle; sarcasmes qui auraient dû tirer, sans doute, les médecins de leur inertie. Mais non! ils sont tombés dans la funeste erreur de croire tout progrès impossible en médecine, et ils ont rejeté, sans examen, toutes les idées nouvelles, bonnes et mauvaises. En vain ils ont vu surgir, ces années dernières, les plus brillantes découvertes, l'eau Brocchiéri, par exemple et l'inhalation de l'éther. Ces inventions fécondes ont pourtant démontré à l'Académie de Médecine la justice des reproches que formulait contre elle l'avocat de Brocchiéri lorsque cet inventeur fût condamné pour avoir pratiqué sans la *peau d'âne* qu'ils appellent diplôme.

Les systèmes faux ne doivent pas envelopper dans leur disgrâce les idées fécondes, et c'est à l'Académie, si elle veut être respectée et honorée, de défricher, sans prévention contre les écrivains naissants, les masses de mémoires qui lui sont soumis chaque jour. Ce défrichement, il est vrai, sera pénible pour elle, mais elle en recueillera les fruits par la reconnaissance du public et des inventeurs, dont elle recevra les remerchments, à la place des malédictions que lui jettent à la fois les auteurs des bons et des mauvais systèmes, pour s'être vus rejeter sans examen sérieux et consciencieux.

Puissent ces considérations valoir à mon écrit l'attention qu'il me semble mériter, ne fût-ce que par la bonne volonté qui l'a fait entreprendre, abstraction faite des résultats étonnants que je jure avoir obtenus *sur moi-même*, et que je reproduirai en temps et lieu!

NOTES

SUR

QUELQUES LOIS PHYSIOLOGIQUES, PATHOLOGIQUES ET THÉRAPEUTIQUES

DONT ON NE TIENT PAS COMPTE DANS L'ÉTAT ACTUEL DE LA MÉDECINE.

I.

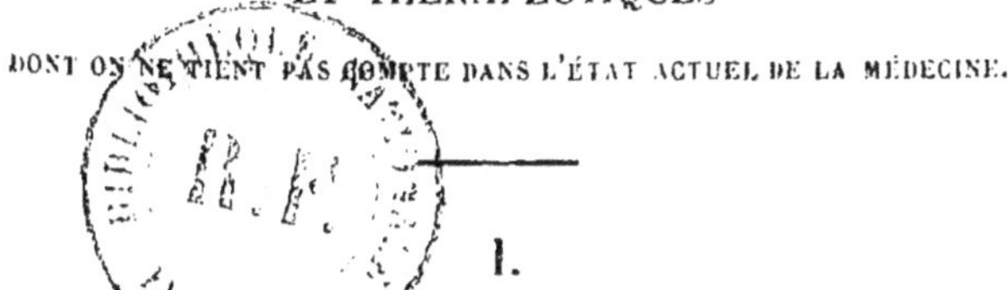

Des Effets Physiologiques de la Gravitation.

(Voir le préambule ci-contre.)

Au grand principe physique de la gravitation universelle, la physiologie médicale devait ajouter les corollaires suivants, subordonnés à la loi de l'équilibre du calorique :

La gravitation, quand elle n'est pas entravée par la loi d'équilibre physiologique, précipite, des points supérieurs aux points inférieurs, les liquides et les fluides.

Conséquemment, elle favorise puissamment les révulsions à opérer dans son sens.

La position entièrement verticale du malade est donc indispensable dans les affections des organes situés au-dessus du diaphragme ; et, au contraire, la position devra être horizontale dans le cas de révulsions à opérer en sens inverse.

Ainsi, tout le monde comprend que le traitement des paralysies, sera une révulsion sur les membres inférieurs.

La marche et les secousses de haut en bas favorisent la première révulsion et nuisent à la seconde.

La médecine actuelle, en traitant *au lit*, c'est-à-dire dans la position horizontale, les épanchements au cerveau, fait donc comme quelqu'un *qui pencherait un vase pour que le liquide ne coulât pas.*

C'est ce qui se fait tous les jours dans le monde et dans les hôpitaux.

(*Voir même le traitement appliqué à M*^{gr} *le D. D'Or.*) (1)

II.

Loi d'attraction du calorique.

(Calorique positif et calorique négatif.)

ART. 1er. — PHÉNOMÈNES MORBIDES.

La Physique avait dit :

« *Le calorique tend continuellement à s'équilibrer entre* » *toutes les parties d'un milieu.* »

C'est le phénomène de l'attraction du calorique *positif* par le calorique *négatif* et du mélange des contraires.

La Physiologie médicale aurait dû ajouter :

Le calorique, en se transportant d'une partie à l'autre dans les corps animés, modifie le cours des liquides et des fluides dans le sens de sa propre marche.

Prouvons :

Dans les grands froids, par exemple, l'air ambiant soustrait continuellement au corps humain la quantité de calorique dont il a besoin, et attire, en même temps que le calorique et les fluides, le sang vers les points les plus exposés au contact atmosphérique. De là, les engelures, qu'il faudra définir : *congestion du sang sur les parties du tissu organique les plus exposées aux refroidissements subits et prolongés.*

---

(1) Nous ne pouvons indiquer ici les moyens d'application de la loi de la gravitation. On comprend bien que ces moyens se modifient d'après les circonstances. D'ailleurs, l'avenir seul peut réformer sur ce point nos méthodes *cliniques.* Cependant on doit, autant que possible, faire que le malade reste dans un fauteuil, position qui sera même moins fatigante que celle du lit.

Nous verrons plus tard que les engelures sont aussi, elles, des *phlegmasies* au sujet desquelles les lois de la nature ne sont pas différentes de ce qu'elles sont relativement aux autres phlegmasies.

La Physiologie médicale devrait encore ajouter, comme corollaires à ces principes :

L'ébranlement produit dans les tissus cutanés ou cellulaires est en raison directe de la promptitude avec laquelle s'opère le mélange des fluides de nature contraire.

Et cette promptitude est elle-même en raison directe de la différence de nature entre les fluides atmosphériques et organiques.

La désorganisation dans les corps animés suit la même proportion.

L'effet qui se produit est une secousse comparable à celle que produit un cours d'eau contre une digue qu'on lui oppose.

On voit, d'après ces principes, que bien des phlegmasies vont s'expliquer ; bien des *virus* (1) vont s'évanouir.

Qu'est-ce qu'une pneumonie, par exemple ?

L'effet de la réaction d'un milieu extrêmement froid sur des organes saturés de calorique, quelquefois même sursaturés ; après une course, par exemple. Il suffira, dans ce cas, d'un verre d'eau froide pour vous procurer cette terrible maladie. Nous ne prétendons pas à la découverte de ce fait, qui a été tantde fois *vulgairement* remarqué, *sans que l'on en déduise aucun principe scientifique.*

Comment se produit un rhumatisme ?

Par l'exposition au contact d'un milieu froid d' rganes saturés de calorique ; auquel cas la désorganisation n'a

(1) Si le virus était susceptible d'*intoxication*, comme on le croit, et si son action était aussi énergique qu'on le suppose, ne rongerait-il pas en peu de temps les points du scrotum avec lesquels il est presque constamment en contact dans les blennorrhagies,...

pas lieu, attendu la plus grande solidité des tissus où s'est produit l'ébranlement à la suite du *refroidissement subit*.

Le phénomène connu vulgairement sous le nom de *coups d'air* est bien propre à faire comprendre la théorie que nous venons d'exposer, et prouve manifestement que le froid ne refoule point le sang, comme on l'a cru, *de la périphérie au centre;* autrement il faudrait, au lieu de préserver une dent cariée contre le grand air, faire précisément le contraire pour diminuer l'accélération locale de la circulation, *appréciable au toucher.*

ART. 2. — PHÉNOMÈNES CURATIFS.

La plus sévère logique nous commande de raisonner ainsi :

Si les phénomènes morbides sont dus à l'ébranlement produit par un *refroidissement subit et prolongé*, supprimons cette réaction, en supprimant les différences de température ; ou plutôt reportons-la de l'organe lésé sur un organe sain, en établissant un nouveau centre de congestion sanguine, *pareillement au moyen du refroidissement subit.*

Pour agir plus sûrement, ce refroidissement doit être prolongé jusqu'à production d'une chaleur circulatoire *sensible*.

On comprend que l'application des principes posés ci-dessus se fera en sens contraire de celle qui a lieu naturellement dans la production spontanée des phénomènes morbides (1).

Mais l'expérience nous a démontré la nécessité d'en établir ici trois nouveaux :

---

(1) Les *douches* sont l'application la plus irrationnelle du refroidissement subit, puisqu'on produit une réaction violente sur l'organe le plus important ; réaction tout-à-fait intempestive, vu qu'elle est faite la plupart du temps dans des cas où l'on soupçonne que cet organe est surexcité. Quant aux affusions, elles peuvent produire un bon effet, parce que, le refroidissement n'étant pas prolongé, il y a répercussion (*réfraction, réflexion*) des fluides. Il faut expliquer de même l'action sédative du camphre, de l'opium et autres *irritants faibles*.

1º *Les révulsions doivent, autant que possible, détourner le cours des fluides en sens tout-à-fait inverse de leur sens primitif.*

2º *On les aide puissamment en frictionnant avec une brosse ou tout autre corps rude et froid sur les points où l'on veut congestionner.*

3º *La réaction doit se produire, dans les grandes congestions morbides,* SUR TOUTE L'EXTRÉMITÉ OPPOSÉE *à celle où se sont manifestées ces congestions.*

Dans l'apoplexie, par exemple, phlegmasie ou congestion cérébrale, la révulsion devra être *descendante*, c'est-à-dire dirigée (tout en maintenant le malade dans une position conforme à la loi de la gravitation) sur toutes les parties inférieures : sur l'intestin, par des lavements dérivatifs frais ; sur les membres inférieurs par des frictions et des bains de température moins élevée que celles des tissus, etc. Mais, avant tout, il importe de desserrer le plus possible les vêtements du malade, en les entr'ouvrant au-dessus et au-dessous du nombril. Les bains très chauds, *retirés subitement*, ont aussi une grande puissance de révulsion, mais les sangsues derrière l'oreille, qu'on a l'habitude d'appliquer produisent un effet contraire à celui qu'il faut produire : un effet analogue à celui d'un coup violent, un second foyer apoplectique, un second épanchement (1).

Voir le traitement appliqué à Mgr le D. D'Or.

Dans les paralysies où il s'agit de détourner une pléthore, *ordinairement des membres supérieurs sur les membres inférieurs*, on comprend que le traitement devra être tout contraire. Il s'agit de produire dans ce cas une révulsion *ascendante.*

---

(1) Cette assertion est *rigoureusement* vraie, pour peu que l'on place les sangsues un peu haut, et surtout si elles déterminent une inflammation vénéneuse, comme cela a lieu souvent dans la pratique de cette médication.

On doit conclure de tout ce qui est dit que la saignée ne serait pas indispensable, mais elle peut devenir un assez bon auxiliaire. Et quand on aura appris ainsi à congestionner le sang sur un point donné, on ne fera plus de saignées blanches.

On seconde encore puissamment les révulsions en établissant sur le point en désorganisation une température un peu plus élevée que celle de l'organe.

Vous comprenez sans doute que ce principe sert à établir le courant de calorique en sens contraire, le fluide rentrant par le point de sa sortie primitive.

Trop élevée, cette température constituerait une pléthore défavorable.

C'est uniquement à cet effet émulsif produit par les températures douces qu'il faut attribuer les bons effets obtenus quelquefois par des lavements et des bains *chauds*.

III.

Loi chimique des Irritants et des Calmants.

En voyant opérer certains médicastres, je me suis souvent demandé s'ils avaient réellement dessein de *calmer* un organe malade ou de l'*irriter* par les plus violents poisons (1), et je me suis souvent répondu à moi-même : *Ils font de l'homéopathie sans s'en douter, tout en décriant ce système.* Lecteur, avouez-moi, si vous êtes médecin, que bon nombre de vos confrères n'ont encore approfondi les propriétés de l'opium que comme le malade imaginaire de Molière; il ne

(1) Voir un de ces cas d'application de l'arsenic sur une plaie temporale. (*Arch. de Méd.*, 1841.) On pense bien que le malade succomba, et en peu d'heures, à un tel traitement, que nous n'osons qualifier, par égard pour la bonne foi de l'Esculape en question. Du reste, tout récemment, on a appliqué des vésicatoires sur le crâne *rasé* d'un ministre, s'il faut en croire les journaux.

lui connaissent encore que la *virtus domitiva*. — Mais ne récriminons pas.

Les médicaments sont de deux sortes : *irritants* ou *calmants*.

ART. 1er — IRRITANTS.

Les irritants, vésicants, rubéfiants, etc., sont toutes les substances amères, âcres, piquantes, etc.

D'où il suit que l'opium, dont nous venons de parler, n'est calmant que lorsqu'on l'emploie comme *dérivatif*. Et pourtant, hélas! que de *clystères opiacés* dans les coliques convulsives où l'intestin est gravement lesé (1) !!!

C'est presque du plomb fondu sur une plaie vive, n'était l'émulsion produite par la température douce de ces lavements.

Les irritants facilitent la mise en équilibre des températures.

Conséquemment, ils congestionnent sur le point où ils sont appliqués.

Comme les températures contraires, ils ne doivent s'appliquer que pour modifier en sens entièrement inverse, autant que possible, les congestions morbides.

Ces médicaments n'ont pas, du moins pour la plupart, la puissance de révulsion, de dérivation, des températures contraires. Il me semble qu'il est très peu d'occasions où ils soient indispensables. Je les préférerais néanmoins, dans le cas de réaction sur un organe essentiel, sur le cerveau, par exemple, au moyen de l'opium ; d'autant plus que cette réaction n'est directe que sur l'estomac, et que l'organe en céphalique ne reçoit que le contre-coup.

---

(1) (*V. la note*, *p.* 4.) L'effet mécanique même du lavement est très défavorable, en ce qu'il fatigue l'intestin par les mouvements qu'il lui fait exécuter. Aussi les phlegmasies intestinales, bien qu'elles s'attaquent à un organe *tertiaire*, deviennent souvent mortelles par l'effet de traitements aussi irrationnels.

ART. 2. — CALMANTS.

Les calmants paraissent être les substances grasses ; mucila-gineuses, oléagineuses, etc.

Néanmoins, si nous considérons les vomissements produits par certaines huiles, nous ne nous hâterons pas de leur concéder cette propriété, puisqu'elles ébranlent si violemment un organe qui n'est pas prodigieusement sensible.

Conclusion.

De ce qui précède et de la masse d'expérience et d'observations que j'ai recueillies, je me crois en droit de conclure :

Les colonnes d'Hercule de la routine et de l'ineptie ne sont pas plus infranchissables en médecine qu'en géographie et cosmographie ; et de même que la torture judiciaire a disparu, la torture médicale disparaîtra avec les poisons, le fer, le feu, qu'elle emploie d'une manière si barbare. Il est temps que la médecine songe à rivaliser de progrès avec toutes les autres sciences. D'ailleurs, elle ne s'aventurerait certainement pas plus, en suivant les doctrines nouvelles, mêmes les plus hardies, qu'en restant dans l'ornière de la routine actuelle ; et les théories que j'ai exposées ci-dessus (1) sont si simples et si inoffensives, que, ne fussent-elles pas basées sur le raisonnement et l'expérience, la prudence la plus timorée ne pourrait aucunement en redouter l'application (moins assurément que celles des douches glaciales et des poisons de l'empirisme).

Je livre donc avec confiance au public un écrit que j'ai rédigé, il est vrai, avec quelque découragement, mais dont j'ai élaboré et vérifié les principes avec soin depuis deux ans et plus.

---

(1) Elles avaient été *entrevues* par Currie. Napoléon, de son côté, les pratiquait en Egypte sans s'en rendre bien compte. Justice à tous !

Citations à l'appui des théories précédentes.

Les homœopathes peuvent laisser mourir, mais ils ne tuent pas.

BAYLE et GIBERT. *Dict. de Méd. usuelle.*

Le charlatanisme le plus nuisible, c'est le charlatanisme légal et titré.

Congrès Médical, année 1846.

La médecine humorale produit d'excellents effets, quand il s'agit de dériver sur l'intestin; mais on peut les produire d'une manière bien plus simple, plus naturelle et plus avantageuse, par l'application de la physique.

DE BONYOULOIR. *Méd. rationnelle.*

Les bains chauds pris jusqu'à refroidissement *graduel* ne peuvent qu'augmenter une pléthore, en ajoutant du calorique par les points où l'on devrait en retirer. LE MÊME.

La saignée du bras ne peut avoir qu'un faible effet révulsif du haut en bas. Les contours des vaisseaux sanguins le démontrent. LE MÊME.

Le refroidissement *graduel* est le meilleur de tous les sédatifs.

LE MÊME.

Le refroidissement subit et prolongé est le plus puissant des stimulants. LE MÊME.

Quand on aura appris à congestionner le sang sur un point donné, on ne fera plus de saignées blanches. LE MÊME.

De tout temps la médecine a été hostile au progrès. Les découvertes de la circulation du sang, du quinquina, etc., ont compté des médecins parmi leurs plus violents adversaires. M. DE MONTALEMBERT.

La loi sur la médecine viole la science et la charité.

M. DE MONTALEMBERT.

Un homme, qui est aujourd'hui médecin du Roi, s'est créé une vogue en envoyant un savoyard le demander dans tous les cafés pour faire des accouchements. Le savoyard feignait de pester contre le docteur introuvable, et le public en retenait le nom.

M. DUPIN, *à la chambre des Pairs, 28 juin 1847.*

CITATIONS

L'Empereur ne croyait pas à la médecine.

Mémorial de Sainte-Hélène.

Docteur, combien avez-vous tué de malades dans votre vie ?

NAPOLÉON A O'MEARA.

La main sur la conscience, Breschet, croyez-vous à la médecine? — Pas plus que vous.

RASPAIL A BRESCHET.

Facit opium dormire, quia est in eo virtus dormitiva.

MOLIÈRE.

Potestas tuandi, coupandi, saignandi, purgandi, resaignandi, repurgandi et reclysterisandi impune per totam terram.

MOLIÈRE.

La médecine est le fléau des pauvres.

CORVISART A NAPOLÉON.

Quand forcera-t-on les médecins à raisonner un peu ?

EULER.

Diafoirus, dis-tu, l'assassin,
M'a guéri d'une maladie.
La preuve qu'il ne fut jamais mon médecin,
C'est que je suis encore en vie.

BOILEAU.

Si votre incapacité vous interdit de vous placer à la tête du progrès, du moins protégez-le, et ne l'entravez pas par votre arbitraire injuste et dédaigneux.

D. B., *ouor inédit.*

Pour un médecin qui soulage la nature à l'aide d'instruments biscornus, combien d'autres ne font qu'aggraver le mal !

NAPOLÉON.

Invidia medicorum pessima.

(*Proverbe.*)

A BAS LA ROUTINE !

A BAS LES PLAGIAIRES !

ROUEN. IMPRIMERIE DE I.-S. LEFEVRE, RUE DES CARMES, 20.

www.ingramcontent.com/pod-product-compliance
Lightning Source LLC
LaVergne TN
LVHW010252030726
842520LV00007B/2895